Guia de soluções para câncer de bexiga

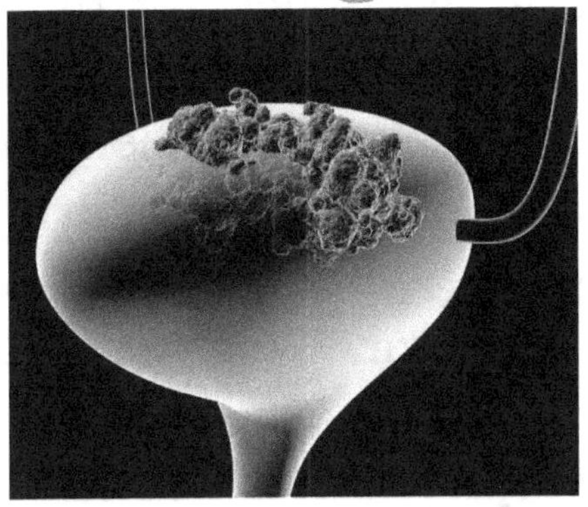

O guia passo a passo abrangente para diagnóstico, tratamento, prevenção e reversão eficazes de Carcinoma urotelial

Dra. Rachael A. Fields

Índice

Palavra de incentivo para aqueles que lutam contra o câncer de bexiga

A todos aqueles que lutam bravamente contra o cancro da bexiga,

Quero que você saiba que não está sozinho nesta difícil estrada. Sua força e resiliência inspiram todos ao seu redor, e você é um verdadeiro guerreiro nesta batalha.

Câncer pode ser um oponente formidável, mas seu espírito é mais forte. Você enfrentou todos os diagnósticos, tratamentos e efeitos colaterais com coragem e determinação. Todos os dias você prova que é mais do que seu diagnóstico e que sua vida é definida por sua vontade inabalável de superação. Haverá dias difíceis, momentos de incerteza e momentos em que o caminho parecerá longo. Mas lembre-se, cada dia traz novas oportunidades de esperança e cura. Apoie-se no seu sistema de apoio – seus entes queridos, equipe de saúde e colegas lutadores – porque eles estão aqui para ajudá-lo quando você mais precisar.

Sua experiência é excepcional e sua narrativa é convincente. Você está escrevendo uma narrativa de força, resiliência e esperança inabalável. Você já conquistou muito e há dias melhores pela frente.

Mantenha uma atitude positiva, um coração sólido e um espírito inquebrável. Você é um farol de inspiração para todos nós, um lembrete de que mesmo diante da adversidade, o espírito humano pode brilhar intensamente. Nunca se esqueça de como você é uma pessoa notável. Sua jornada é uma prova de sua força e você é uma fonte de esperança e coragem para todos nós. Continue lutando, continue acreditando e viva cada dia ao máximo.

Introdução

O mundo do Sr. Roland gira em torno de seus dois adoráveis filhos, Kelly e Kelvin. Eles encheram seus dias de riso e alegria, mas um dia fatídico, seu mundo desabou quando ele recebeu um diagnóstico devastador - Câncer de Bexiga.

O Sr. Roland, um homem de coragem inabalável, recusou-se a ser definido por esta situação sombria. Ele embarcou em uma busca incansável em busca de uma solução que salvasse sua vida e lhe permitisse continuar sendo o pai que seus filhos adoravam.

Sua pesquisa o levou a este livro "Guia do Câncer de Bexiga". Com a esperança tremeluzindo como uma estrela distante, ele mergulhou em suas páginas. Este guia era um tesouro de conhecimento, repleto de informações sobre opções de tratamento, mudanças na dieta e histórias de pessoas que triunfaram sobre o câncer de bexiga.

A jornada do Sr. Roland não foi fácil. Ele suportou inúmeras consultas médicas, sessões de quimioterapia e o desgaste físico que o tratamento do câncer traz. Mas ele nunca vacilou na sua determinação de vencer a doença pelo bem dos seus amados filhos.

Ele seguiu religiosamente o conselho do "Guia do Câncer de Bexiga". Ele adotou um estilo de vida mais saudável, incorporando alimentos nutritivos que estimulavam seu sistema imunológico. Ele se cercou de uma rede de apoio de amigos e familiares que lhe deram incentivo inabalável.

Os meses transformaram-se em anos e, lenta mas seguramente, o Sr. Roland começou a ver melhorias. Sua determinação, aliada à orientação do livro, começou a dar frutos. O câncer começou a regredir e suas forças retornaram.

Kelly e Kelvin observaram maravilhados enquanto seu pai travava essa batalha com resiliência incomparável. Eles viram em primeira mão o poder do amor, da coragem e do conhecimento. A jornada do Sr. Roland foi uma prova do espírito humano indomável.

Com o passar dos anos, a saúde do Sr. Roland continuou a melhorar e ele finalmente derrotou as algemas do câncer de bexiga. A sua família celebrou a sua vitória e ele sabia que tinha dado aos seus filhos o presente mais precioso - o presente de um pai que se recusou a ser definido pela adversidade e que saiu vitorioso, em parte graças à orientação encontrada no livro "Câncer de Bexiga". Guia."

Capítulo 1

Câncer de bexiga: uma visão geral

O câncer de bexiga é uma doença maligna que se origina na bexiga, um órgão oco localizado na parte inferior do abdômen responsável pelo armazenamento da urina. É o quarto tipo de câncer mais comum entre os homens e relativamente menos comum em mulheres. Esta visão geral fornece uma compreensão concisa do câncer de bexiga, suas causas, fatores de risco, sintomas, diagnóstico e tratamento.

Causas e Fatores de Risco: O câncer de bexiga pode se desenvolver devido a vários fatores, sendo o tabagismo o fator de risco mais significativo. Outros fatores incluem exposição a certos produtos químicos, genética, inflamação crônica da bexiga e radioterapia.

Sinais e sintomas: O câncer de bexiga em estágio inicial pode não apresentar sintomas perceptíveis. No entanto, à medida que a doença progride, os sinais comuns incluem sangue na urina (hematúria), micção frequente, dor ao urinar, dor lombar e desconforto pélvico.

Diagnóstico: O diagnóstico do câncer de bexiga geralmente envolve uma combinação de revisão do histórico médico, exame físico, exame de urina, exames de imagem (como tomografia computadorizada ou ultrassonografia), cistoscopia (um procedimento para examinar o interior da bexiga) e biópsia para confirmar o câncer.

Tipos de câncer de bexiga: O câncer de bexiga pode ser amplamente categorizado em tipos não invasivos e invasivos. O câncer de bexiga não invasivo está confinado ao revestimento interno da bexiga, enquanto o câncer de bexiga invasivo penetra em camadas mais profundas ou se espalha para os tecidos próximos.

Opções de tratamento: A escolha do tratamento depende do estágio, do grau do câncer e da saúde geral do paciente. As opções de tratamento comuns incluem cirurgia (como ressecção transuretral ou cistectomia radical), radioterapia, quimioterapia, imunoterapia, terapia direcionada e tratamentos emergentes através de ensaios clínicos.

Vivendo com Câncer de Bexiga:

Lidar com o câncer de bexiga envolve apoio emocional, estilo de vida modificações e gerenciamento de efeitos colaterais relacionados ao tratamento. A nutrição e os exercícios desempenham papéis vitais na manutenção da saúde geral durante e após o tratamento.

Sobrevivência e Acompanhamento:

O acompanhamento regular é essencial para monitorar a recorrência e controlar os efeitos colaterais a longo prazo. Os programas de sobrevivência visam melhorar a qualidade de vida dos sobreviventes do cancro da bexiga.

Prevenção e Redução de Riscos: A prevenção do câncer de bexiga envolve parar de fumar, minimizar a exposição a produtos químicos nocivos, manter-se hidratado e adotar um estilo de vida saudável.

Capítulo 2

A anatomia normal da bexiga e sua função

A bexiga é um órgão vital do sistema urinário, responsável por armazenar e liberar urina como parte do processo de eliminação de resíduos do corpo. Compreender sua intrincada anatomia é crucial para compreender suas funções e possíveis problemas de saúde.

Estrutura da bexiga: A bexiga é um órgão muscular e oco situado na pélvis, logo atrás do osso púbico. Seu formato pode variar, lembrando um balão achatado quando vazio e tornando-se mais redondo à medida que se enche de urina.

A bexiga é composta de várias partes importantes, incluindo:

1. Trígono: Na base da bexiga, existe uma região triangular conhecida como trígono. Ele forma o assoalho da bexiga e tem formato liso em forma de funil. Os ureteres, que transportam a urina dos rins, entram na bexiga nos dois cantos superiores do trígono, enquanto a uretra, que permite a saída da urina do corpo, se conecta no ponto inferior.

2. Músculo Detrusor: A parede da bexiga consiste em uma espessa camada de músculo liso chamada músculo detrusor. Este músculo se contrai para espremer a urina da bexiga durante a micção.

3. Urotélio: O revestimento interno da bexiga é chamado de urotélio ou epitélio de transição. É uma camada especializada que pode esticar à medida que a bexiga se enche e evitar o vazamento de urina para a parede da bexiga.

4. Uretra: A uretra é um tubo que une a bexiga ao corpo externo. Ele atua como uma passagem para a saída da urina. Nos homens, a uretra é mais longa e também serve como canal para o sêmen durante a ejaculação.

5. Esfíncteres: A uretra está equipada com dois esfíncteres. O esfíncter interno é involuntário e feito de músculo liso, e o esfíncter externo é voluntário e está sob controle consciente. Esses esfíncteres ajudam a regular o fluxo de urina.

Função da bexiga: A principal função da bexiga é armazenar a urina até que seja conveniente liberá-la. À medida que a urina se acumula na bexiga, os receptores de estiramento sinalizam ao cérebro, levando à sensação de necessidade de urinar. Quando é apropriado urinar, o músculo detrusor se contrai e os esfíncteres relaxam, permitindo que a urina flua pela uretra e saia do corpo.

Capítulo 3

Tipos e estágios do câncer de bexiga

O câncer de bexiga é uma doença diversa e pode ser categorizada em vários tipos com base em suas características e na forma como se apresenta. Compreender esses tipos é crucial para o diagnóstico, planejamento de tratamento e prognóstico. A seguir estão os principais tipos de câncer de bexiga:

1. Carcinoma de Células Transicionais (Carcinoma Urotelial):

90% dos casos de câncer de bexiga são carcinoma de células transicionais, que é o tipo mais prevalente.

Origina-se no urotélio, o revestimento mais interno da bexiga. Esse tipo também pode afetar o revestimento dos ureteres e da pelve renal, que são os tubos que conectam os rins à bexiga.

2. Carcinoma de células escamosas:

O carcinoma espinocelular é um tipo menos comum de câncer de bexiga, representando cerca de 4% dos casos.

Muitas vezes se desenvolve devido a irritação crônica ou inflamação da bexiga, normalmente devido a condições como infecções da bexiga de longa duração ou pedras na bexiga.

Esse tipo tende a ser mais agressivo e diagnosticado posteriormente.

3. Adenocarcinoma:

O adenocarcinoma é uma forma rara de câncer de bexiga, representando cerca de 2% dos casos.

Começa nas células glandulares do revestimento da bexiga e está frequentemente associada a irritação crônica ou doenças como divertículos.

O adenocarcinoma tende a ser agressivo e pode exigir uma abordagem de tratamento diferente do carcinoma urotelial.

4. Carcinoma de pequenas células:

O carcinoma de pequenas células é um tipo extremamente raro de câncer de bexiga, representando menos de 1% dos casos.

Geralmente se apresenta em estágio avançado e é conhecido por seu caráter agressivo.

O tratamento para o carcinoma de pequenas células pode incluir quimioterapia e radioterapia.

5. Outros tipos raros:

O sarcoma da bexiga e o linfoma são tipos extremamente raros de câncer de bexiga que se desenvolvem no tecido conjuntivo ou no sistema linfático da bexiga, respectivamente.

Carcinoma In Situ:

In situ, carcinoma refere-se ao câncer que se limita ao revestimento mais interno da bexiga, o urotélio, sem invadir camadas mais profundas.

É considerado um estágio inicial do câncer de bexiga e pode evoluir para câncer invasivo se não for tratado.

Compreender o tipo específico de cancro da bexiga é fundamental para determinar a estratégia de tratamento mais adequada, bem como prever o potencial de recorrência e o prognóstico global. O diagnóstico normalmente é confirmado por meio de biópsia e testes de estadiamento, que ajudam a determinar a extensão do câncer na bexiga e se ele se espalhou para tecidos próximos ou órgãos distantes.

Estágios do câncer de bexiga

O câncer de bexiga é estadiado para determinar a extensão da doença, orientando as decisões de tratamento e fornecendo informações valiosas sobre o prognóstico.

Os estágios do câncer de bexiga são classificados com base na extensão do crescimento do tumor e na invasão dos tecidos circundantes. Os estágios primários incluem:

Estágio 0 (Carcinoma in Situ - CIS):

Nesta fase inicial, o cancro está confinado ao revestimento mais interno da bexiga, conhecido como urotélio. Não invadiu camadas mais profundas nem se espalhou para tecidos próximos. O

CIS é considerado uma forma de câncer de bexiga de alto grau e alto risco, muitas vezes exigindo tratamento agressivo.

Estágio I: Nesta fase, o cancro cresceu para a camada de tecido conjuntivo abaixo do urotélio, mas não atingiu a camada muscular da parede da bexiga.Ainda está localizado na bexiga e não se espalhou para os gânglios linfáticos ou órgãos distantes.

Estágio II (Câncer de Bexiga Invasivo Muscular): Nesta fase, o câncer penetrou na parede muscular da bexiga. Também pode envolver tecidos próximos, como a próstata nos homens ou o útero nas mulheres. No entanto, não progrediu para gânglios linfáticos ou locais distantes.

<u>*Estágio III:*</u> O câncer de bexiga em estágio III significa envolvimento mais extenso. Embora ainda não tenha atingido órgãos distantes, o câncer se espalhou para os gânglios linfáticos da região. Pode ter invadido estruturas circundantes, como parede pélvica, próstata ou vagina.

<u>***Estágio IV (câncer de bexiga avançado ou metastático):***</u> Neste estágio avançado, o câncer se espalhou para além da bexiga e dos gânglios linfáticos próximos, para locais distantes do corpo. Os locais comuns de metástase incluem ossos, fígado, pulmões e outros órgãos. O câncer de bexiga

em estágio IV é difícil de tratar e muitas vezes requer uma combinação de terapias, incluindo quimioterapia, radiação e imunoterapia.

O estágio do câncer de bexiga é normalmente determinado por meio de vários testes de diagnóstico, incluindo exames de imagem (como tomografia computadorizada e ressonância magnética), cistoscopia e biópsias.

O estadiamento preciso é crucial para selecionar a estratégia de tratamento mais adequada e fornecer aos pacientes um prognóstico.

É importante observar que dentro de cada estágio pode haver variações no tamanho e na extensão do tumor, o que pode impactar ainda mais as decisões de tratamento. Além disso, o estágio específico do câncer de bexiga, juntamente com a saúde geral, a idade e as preferências do paciente, influenciarão a escolha do tratamento, que pode incluir cirurgia, quimioterapia, radioterapia, imunoterapia ou uma combinação dessas abordagens.

Capítulo 4

Causas e fatores de risco

A causa exata do câncer de bexiga nem sempre é clara, mas vários fatores e fatores de risco têm sido associados ao seu desenvolvimento.O câncer de bexiga é uma doença complexa influenciada por uma combinação de fatores genéticos, ambientais e de estilo de vida. Compreender estes factores de risco é essencial para identificar indivíduos que possam estar em maior risco de desenvolver cancro da bexiga.Aqui estão algumas causas comuns e fatores de risco do câncer de bexiga:

1. Fumar:

Fumar é o fator de risco mais significativo para o câncer de bexiga. Expõe a bexiga a substâncias químicas nocivas presentes na fumaça do tabaco, aumentando a probabilidade de desenvolvimento de câncer.

2. Exposições Ocupacionais:

Certas exposições a agentes cancerígenos no local de trabalho, como as aminas aromáticas utilizadas nas indústrias de corantes e químicas, podem aumentar o risco de cancro da bexiga. Trabalhos que envolvem exposição a produtos químicos como benzidina, beta-naftilamina e 4-aminobifenil estão particularmente associados ao risco aumentado.

3. Idade:

O risco de cancro da bexiga aumenta com a idade, ocorrendo a maioria dos casos em indivíduos com mais de 55 anos. No entanto, pode afetar pessoas de qualquer idade.

4. Gênero:

Os homens têm maior probabilidade do que as mulheres de desenvolver câncer de bexiga.

Esta diferença de género é parcialmente atribuída às taxas de tabagismo historicamente mais elevadas entre os homens, embora as razões não sejam totalmente compreendidas.

5. Raça e Etnia:

As taxas de incidência de câncer de bexiga variam entre diferentes grupos raciais e étnicos. Os caucasianos têm as taxas mais altas, enquanto os

afro-americanos, os hispânicos e
os ásio-americanos têm as taxas
mais baixas.

6. História da Família:
Indivíduos com histórico familiar
de câncer de bexiga podem
apresentar um risco ligeiramente
aumentado, sugerindo uma
potencial predisposição genética.

7. Câncer de bexiga anterior:
Uma história de câncer de bexiga
aumenta o risco de recorrência.
Pacientes que já tiveram câncer de
bexiga têm maior chance de
desenvolvê-lo novamente.

8. Inflamação crônica da bexiga:
Irritação ou inflamação crônica da
bexiga, muitas vezes causada por

infecções repetidas da bexiga, pedras na bexiga ou uso prolongado de cateteres, pode aumentar o risco de desenvolver câncer de bexiga.

9. Medicamentos:

Certos medicamentos, como a pioglitazona (usada para tratar diabetes tipo 2) e o ácido aristolóquico (um remédio fitoterápico), têm sido associados a um risco aumentado de câncer de bexiga.

10. Alta exposição ao arsênico:

Em algumas regiões com água potável contaminada, níveis elevados de exposição ao arsénico têm sido associados a um risco elevado de cancro da bexiga.

11. Radioterapia:

Pacientes que foram submetidos à radioterapia pélvica, muitas vezes para cânceres anteriores, podem ter um risco ligeiramente aumentado de câncer de bexiga.

12. Fatores dietéticos:

Embora as evidências não sejam conclusivas, alguns fatores dietéticos, como uma dieta pobre em frutas e vegetais e rica em carnes processadas, podem contribuir para um maior risco de cancro da bexiga.

A compreensão destes fatores de risco permite aos profissionais de saúde identificar indivíduos com maior risco e recomendar exames adequados ou medidas preventivas.

Por exemplo, parar de fumar, minimizar a exposição ocupacional a agentes cancerígenos e manter um estilo de vida saudável pode reduzir o risco de desenvolver cancro da bexiga.

Sinais e sintomas

O câncer de bexiga geralmente apresenta vários sinais e sintomas, alguns dos quais podem se sobrepor a outras condições urinárias. O reconhecimento destes indicadores é crucial para a detecção precoce e avaliação médica imediata. A seguir estão os sinais e sintomas comuns do câncer de bexiga:

1. Hematúria (sangue na urina):

O sintoma mais proeminente e frequente do câncer de bexiga é a hematúria, que é a presença de sangue na urina.

A hematúria pode variar em gravidade, aparecendo como urina rosa, vermelha ou marrom. Pode ser intermitente ou persistente.

2. Mudanças nos hábitos urinários:

O câncer de bexiga pode causar alterações nos padrões urinários, como aumento da frequência urinária, forte vontade de urinar mesmo quando a bexiga não está cheia ou dificuldade para iniciar a micção. Durante a micção, algumas pessoas podem sentir desconforto ou sensação de queimação.

3. Dor ou desconforto pélvico:

Dor ou desconforto pélvico persistente, geralmente localizado na parte inferior do abdômen, pode ser um sintoma de câncer de bexiga avançado. Esse desconforto pode ser constante ou intermitente

4. Dor nas costas:

Em casos avançados, o câncer de bexiga pode se espalhar para estruturas próximas e causar dor lombar. Essa dor pode ser um sinal de que o câncer progrediu além da bexiga.

5. Perda de peso inexplicável:

A perda de peso não intencional pode ocorrer em alguns indivíduos com câncer de bexiga avançado. Muitas vezes é um sintoma inespecífico, mas pode ser indicativo de progressão do câncer.

6. Inchaço na parte inferior das pernas:

Raramente, o câncer de bexiga pode obstruir o fluxo de urina, causando problemas renais e inchaço na parte inferior das pernas (edema).

É importante observar que esses sintomas também podem estar associados a várias outras condições urinárias e não urinárias. No entanto, se algum destes sinais ou sintomas persistir ou for acompanhado de outras alterações preocupantes na saúde, é aconselhável procurar avaliação médica imediata. A detecção precoce do câncer de bexiga oferece as melhores chances de tratamento bem-sucedido e melhores resultados.

Se você ou alguém que você conhece apresentar sintomas persistentes sugestivos de câncer de bexiga, como hematúria ou alterações nos hábitos urinários, consultar um profissional de saúde para uma avaliação completa, incluindo exames de imagem, cistoscopia e possivelmente biópsia, é essencial para o diagnóstico oportuno e o manejo adequado.

Diagnóstico

O diagnóstico do câncer de bexiga envolve uma série de avaliações e exames médicos para confirmar a presença da doença, determinar seu estágio e planejar o tratamento adequado. O processo de diagnóstico é fundamental para uma intervenção oportuna e melhoria dos resultados.

Aqui está uma visão geral abrangente de como o câncer de bexiga é diagnosticado:

1. História Médica e Exame Físico: A etapa inicial no diagnóstico do câncer de bexiga envolve uma revisão completa do histórico médico e um exame físico. O médico perguntará sobre sintomas, fatores de risco e qualquer histórico médico relevante.

2. Urinálise:

O exame de urina é um exame de rotina que envolve o exame de uma amostra de urina em busca de sangue (hematúria), que é um sintoma comum de câncer de bexiga. Também pode detectar outras anomalias urinárias.

3. Testes de imagem:

Estudos de imagem, como:

- **_Ultrassom:_** Um ultrassom da bexiga fornece uma visão básica da estrutura da bexiga e pode ajudar a identificar tumores.

- **_Tomografia computadorizada (tomografia computadorizada):_** A tomografia computadorizada pode fornecer imagens detalhadas do trato urinário, incluindo a bexiga e os gânglios linfáticos próximos, ajudando a avaliar a extensão do câncer.

- ***Ressonância magnética (ressonância magnética):*** A ressonância magnética pode ser usada em certos casos para uma visão mais detalhada dos tumores da bexiga e seu envolvimento nos tecidos próximos.

4. Cistoscopia:

A cistoscopia é o procedimento diagnóstico mais importante para o câncer de bexiga. Envolve a inserção de um tubo fino e flexível com uma câmera (cistoscópio) através da uretra até a bexiga. Isso permite que o urologista visualize diretamente o revestimento da bexiga e identifique quaisquer crescimentos ou tumores anormais. Se forem encontradas áreas suspeitas, normalmente é realizada uma biópsia durante a cistoscopia.

5. Biópsia:

Durante a cistoscopia, uma biópsia pode ser realizada para obter amostras de tecido de áreas suspeitas da bexiga. Essas amostras de tecido são enviadas a um laboratório de patologia para exame microscópico. Os resultados da biópsia confirmam a presença de câncer e fornecem informações sobre seu tipo e grau.

6. Encenação:

O estadiamento é crucial para determinar a extensão do câncer de bexiga. Isso geralmente envolve exames de imagem, bem como informações coletadas durante a cirurgia, como uma ressecção transuretral. O estadiamento ajuda a classificar o câncer como não invasivo ou invasivo e indica se ele se espalhou para tecidos ou gânglios linfáticos próximos.

7. Testes Adicionais:

Em certos casos, exames adicionais, como citologia de urina (exame de urina em busca de células cancerígenas), podem ser empregados para auxiliar no diagnóstico e estadiamento do câncer de bexiga.

Assim que for feito o diagnóstico definitivo de câncer de bexiga, a equipe de saúde trabalhará com o paciente para determinar o plano de tratamento mais adequado com base no tipo, estágio e grau do câncer. O diagnóstico precoce e a intervenção oportuna são fundamentais para alcançar os melhores resultados possíveis para indivíduos com cancro da bexiga.

Capítulo 5

Opções de tratamento

O tratamento do câncer de bexiga é adaptado às circunstâncias específicas de cada paciente, incluindo o tipo de câncer de bexiga, seu estágio e a saúde geral do paciente. Existem várias opções de tratamento disponíveis, cada uma com seus próprios benefícios e potenciais efeitos colaterais. Abaixo estão as opções de tratamento para câncer de bexiga:

1. Ressecção Transuretral (RTU):

TURBT é um procedimento comum usado para câncer de bexiga não invasivo e alguns casos de câncer invasivo em estágio inicial.

Durante a TURBT, um cistoscópio é usado para remover tecido canceroso do revestimento da bexiga. É um processo diagnóstico e terapêutico.

2. Cirurgia:

- **Cistectomia Radical:** Este procedimento cirúrgico importante envolve a remoção de toda a bexiga, juntamente com os gânglios linfáticos próximos e, em alguns casos, outras estruturas circundantes, como a próstata ou o útero. Após uma cistectomia, são realizados procedimentos de derivação urinária para criar uma nova maneira de a urina sair do corpo.

- ***Cistectomia parcial:*** Em casos selecionados em que o câncer está confinado a uma pequena área da bexiga, umA cistectomia parcial pode ser realizada para remover apenas a porção cancerosa da bexiga.

3. Radioterapia:

Na radioterapia, as células cancerosas são direcionadas e mortas por meio de raios X de alta energia ou outros tipos de radiação. Pode ser usado como tratamento primário para alguns casos de câncer de bexiga, especialmente para aqueles que não são candidatos à cirurgia ou para tratar câncer que se espalhou.

4. Quimioterapia:

A quimioterapia envolve o uso de medicamentos que matam as células cancerosas ou retardam seu crescimento. Pode ser administrado antes ou depois da cirurgia ou como tratamento primário para câncer de bexiga avançado.

A quimioterapia intravesical envolve a instilação de medicamentos quimioterápicos diretamente na bexiga por meio de um cateter, visando as células cancerosas no revestimento da bexiga.

5. Imunoterapia:

Os medicamentos de imunoterapia, como o Bacillus Calmette-Guérin (BCG), estimulam o sistema imunológico a atacar as células cancerígenas. A terapia BCG é frequentemente usada após RTU para prevenir a recorrência do câncer de bexiga não invasivo.

6. Terapia direcionada:

Os medicamentos que têm como alvo específico as moléculas envolvidas no crescimento do câncer são conhecidos como tratamentos direcionados. Eles podem ser usados em casos avançados de câncer de bexiga. onde outros tratamentos foram ineficazes.

7. Tratamentos emergentes:

Estão em curso ensaios clínicos para investigar tratamentos inovadores, incluindo novas imunoterapias, terapias direcionadas e tratamentos combinados para o cancro da bexiga.

8. Cuidados Paliativos:

Os cuidados paliativos concentram-se em proporcionar alívio dos sintomas e efeitos colaterais do câncer de bexiga, melhorando a qualidade de vida e abordando os aspectos emocionais e psicológicos da vida com câncer.

A escolha do tratamento depende de fatores como o tipo e estágio do câncer de bexiga, a saúde geral do paciente e as preferências individuais.

Uma equipe multidisciplinar de profissionais de saúde, incluindo urologistas, oncologistas e radiologistas, colabora para desenvolver um plano de tratamento personalizado para cada paciente. O acompanhamento e a vigilância regulares são cruciais para monitorizar a recorrência do cancro e garantir o melhor resultado possível para os indivíduos com cancro da bexiga.

Efeitos colaterais da bexiga Tratamento do câncer

As várias opções de tratamento para o câncer de bexiga, incluindo cirurgia, radioterapia, quimioterapia, imunoterapia e terapia direcionada, podem ser eficazes no manejo da doença. No entanto, cada abordagem de tratamento pode acarretar seu próprio conjunto de efeitos colaterais dos quais os pacientes devem estar cientes.

Aqui está uma visão geral abrangente dos possíveis efeitos colaterais associados a essas opções de tratamento:

1. Cirurgia:

- ***Cistectomia Radical:*** Os efeitos colaterais comuns desta grande cirurgia incluem dor, infecção, coágulos sanguíneos e complicações potenciais relacionadas aos procedimentos de derivação urinária. Os pacientes também podem apresentar alterações na imagem corporal e necessidade de manejo urinário contínuo com estoma ou neobexiga.

2. Radioterapia:

A radioterapia para câncer de bexiga pode causar efeitos colaterais que podem incluir fadiga, irritação ou erupção cutânea, irritação da bexiga (causando aumento de frequência e urgência), problemas gastrointestinais e sintomas urinários.

3. Quimioterapia:

A quimioterapia pode causar vários efeitos colaterais, como náuseas, vômitos, fadiga, queda de cabelo, diminuição do apetite e aumento do risco de infecção devido ao enfraquecimento do sistema imunológico. Alguns medicamentos quimioterápicos também podem afetar a medula óssea, levando à diminuição da contagem de células sanguíneas.

4. Imunoterapia:

Os medicamentos de imunoterapia, como o Bacillus Calmette-Guérin (BCG), são normalmente instilados diretamente na bexiga. Isso pode causar efeitos colaterais como irritação da bexiga, micção frequente, urgência e sintomas semelhantes aos da gripe, incluindo febre e fadiga.

5. Terapia direcionada:

Os efeitos colaterais dos medicamentos de terapia direcionada podem variar dependendo do medicamento específico usado. Os efeitos colaterais comuns podem incluir diarréia, erupções cutâneas, pressão alta e fadiga.

6. Tratamentos emergentes:
Os ensaios clínicos que investigam novos tratamentos podem ter efeitos secundários que ainda não são totalmente compreendidos. Os pacientes que participam nos ensaios devem monitorizar de perto e comunicar quaisquer efeitos adversos aos seus prestadores de cuidados de saúde.

7. Efeitos colaterais gerais:
Pacientes submetidos a qualquer tipo de tratamento contra o câncer podem apresentar efeitos colaterais emocionais e

psicológicos, como ansiedade, depressão e alterações de humor. É essencial abordar essas preocupações com uma equipe de saúde que inclua suporte de saúde mental.

Deve-se notar que a gravidade e a duração dos efeitos colaterais podem variar de pessoa para pessoa. Os prestadores de cuidados de saúde trabalham em estreita colaboração com os pacientes para gerir e minimizar estes efeitos secundários através de medicamentos, ajustes no estilo de vida e cuidados de suporte.

Os pacientes são aconselhados a conversar honestamente com seu médico sobre quaisquer efeitos colaterais que possam estar sentindo. A notificação imediata dos efeitos colaterais permite intervenções oportunas para controlar e aliviar o desconforto, garantindo ao mesmo tempo os melhores resultados possíveis do tratamento.

Além disso, os pacientes devem discutir os potenciais efeitos secundários do seu plano de tratamento específico com os seus prestadores de cuidados de saúde para obter uma melhor compreensão do que esperar durante a sua jornada de tratamento do cancro da bexiga.

Gerenciando os efeitos colaterais do tratamento do câncer de bexiga

O manejo dos efeitos colaterais durante o tratamento do câncer de bexiga é um aspecto crucial do cuidado, visando maximizar o conforto e o bem-estar geral do paciente. Diferentes opções de tratamento, como cirurgia, radioterapia, quimioterapia, imunoterapia e terapia direcionada, podem levar a uma série de efeitos colaterais. Aqui estão estratégias para gerenciar esses efeitos colaterais:

1. Tratamento da dor:
A dor é um efeito colateral comum após a cirurgia de câncer de bexiga.

Os analgésicos prescritos pelo seu médico podem ajudar a aliviar o desconforto. Comunique qualquer dor que sentir à sua equipe de saúde para ajustar a medicação conforme necessário.

2. Náuseas e vômitos:

Para pacientes submetidos à quimioterapia, medicamentos antináuseas podem ser prescritos para controlar náuseas e vômitos. É essencial tomar esses medicamentos conforme as instruções e comunicar quaisquer sintomas persistentes ao seu médico.

3. Fadiga:

A fadiga é um efeito colateral frequente do tratamento do câncer. Mantenha uma dieta balanceada, mantenha-se hidratado e pratique atividades físicas leves para ajudar a controlar a fadiga. Descanse e priorize o sono para combater a exaustão.

4. Irritação da pele:

A irritação da pele causada pela radioterapia pode ser controlada usando produtos de cuidado da pele recomendados e evitando sabonetes fortes ou água quente. Consulte o seu oncologista de radiação para obter orientações específicas sobre como cuidar da sua pele durante o tratamento.

5. Irritação da bexiga:

A irritação da bexiga causada por tratamentos como a imunoterapia BCG pode resultar em aumento da frequência e urgência da micção. Hidrate-se bem e consulte seu médico para obter medicamentos para aliviar o desconforto. Evite cafeína e alimentos picantes que podem agravar esses sintomas.

6. Sintomas gastrointestinais:

A quimioterapia pode causar sintomas gastrointestinais, como diarréia ou prisão de ventre. Mantenha uma dieta bem balanceada, mantenha-se hidratado e consulte sua equipe de saúde para obter medicamentos ou modificações na dieta para resolver esses problemas.

7. Perda de cabelo:

O efeito colateral mais comum da quimioterapia é a queda de cabelo.

Considere o uso de coberturas para a cabeça, perucas ou lenços para controlar as mudanças na aparência. Muitos pacientes encontram apoio emocional por meio de grupos de apoio ou aconselhamento contra o câncer.

8. Apoio Emocional:

Gerir o impacto emocional e psicológico do cancro e do seu tratamento é essencial. Procure apoio de profissionais de saúde mental, grupos de apoio ou serviços de aconselhamento para lidar com ansiedade, depressão e alterações de humor.

9.Contagens de células sanguíneas:

A quimioterapia pode afetar a contagem de células sanguíneas, aumentando o risco de infecção e sangramento. O monitoramento regular por sua equipe de saúde é crucial. Siga as recomendações de vacinação e prevenção de infecções.

10. Comunicação:

A comunicação aberta e clara com sua equipe de saúde é vital.
Relate todos os efeitos colaterais, mesmo que pareçam menores, para garantir intervenções oportunas e ajustes no seu plano de tratamento.

11. Suporte Nutricional:

Manter uma boa nutrição durante o tratamento é essencial. Consulte um nutricionista para obter recomendações dietéticas personalizadas e orientações sobre como lidar com sintomas específicos, como náuseas e alterações no apetite.

12. Atividade Física:

Pratique atividades físicas suaves conforme tolerado, como caminhada ou ioga, para combater a fadiga e melhorar o bem-estar geral.

Antes de iniciar qualquer novo regime de exercícios, consulte sua equipe de saúde.

O tratamento do cancro da bexiga é muitas vezes personalizado e a gestão dos efeitos secundários deve ser adaptada às necessidades e circunstâncias específicas do indivíduo. A comunicação regular com a sua equipa de saúde é essencial para abordar quaisquer efeitos secundários de forma rápida e eficaz, garantindo a melhor qualidade de vida possível durante e após o tratamento.

Capítulo 6

Nutrição para pacientes com câncer de bexiga

A nutrição adequada desempenha um papel vital no apoio à saúde e ao bem-estar dos pacientes com cancro da bexiga ao longo do seu percurso de tratamento. Uma dieta bem balanceada pode ajudar a controlar os efeitos colaterais, estimular o sistema imunológico e ajudar na recuperação. Aqui está uma visão geral abrangente das considerações nutricionais para pacientes com câncer de bexiga:

1. Mantenha uma dieta balanceada:

Procure uma dieta que inclua uma variedade de alimentos de todos os grupos alimentares, como frutas, vegetais, grãos integrais, proteínas magras e laticínios ou alternativas lácteas. Isso fornece nutrientes essenciais necessários para a cura e a saúde geral.

2. Mantenha-se hidratado:

A hidratação adequada é crucial, especialmente se você estiver com irritação na bexiga ou micção frequente devido ao tratamento. Beba muita água e chás de ervas ao longo do dia para se manter hidratado.

3. Gerenciar problemas digestivos:

A quimioterapia e outros tratamentos podem causar sintomas gastrointestinais como náusea, diarréia ou prisão de ventre. Ajuste sua dieta conforme necessário, optando por alimentos leves, refeições menores e mais frequentes e alimentos que sejam fáceis para o estômago.

4. Ingestão de proteínas:

A proteína é essencial para a reparação dos tecidos e manutenção da massa muscular. Inclua fontes magras de proteína, como aves, peixes, tofu, feijão e laticínios com baixo teor de gordura em suas refeições.

5. Alimentos ricos em fibras:

Alimentos ricos em fibras podem ajudar a controlar a constipação. Para estimular movimentos intestinais regulares, inclua frutas, vegetais, grãos integrais e legumes em sua dieta.

6. Alimentos ricos em antioxidantes:

Alimentos ricos em antioxidantes, como frutas vermelhas, folhas verdes e frutas e vegetais de cores vivas, podem apoiar o sistema imunológico e reduzir o estresse oxidativo.

7. Cálcio e Vitamina D:

Cálcio e vitamina D são essenciais para a saúde óssea. Se você não consegue tolerar laticínios, considere alternativas aos laticínios fortificados e consulte seu médico ou nutricionista para garantir a ingestão adequada.

8. Limite o açúcar e os alimentos processados:

Alimentos ricos em açúcar e processados podem contribuir para flutuações energéticas e podem não fornecer nutrientes essenciais. Limite a ingestão e concentre-se em alimentos integrais e ricos em nutrientes.

9. Monitore a ingestão de sódio:

O excesso de sódio pode causar retenção de água e elevação da pressão arterial.

Esteja atento à ingestão de sódio, especialmente se você tiver histórico de hipertensão.

10. Consulte um nutricionista:

Considere trabalhar com um nutricionista oncológico que seja nutricionista licenciado. Eles podem fornecer recomendações dietéticas personalizadas, adaptadas ao seu tratamento específico e efeitos colaterais.

11. Suplemento quando necessário:

Em alguns casos, os pacientes com câncer de bexiga podem precisar de suplementos dietéticos para atender às suas necessidades nutricionais. Consulte sua equipe de saúde antes de tomar qualquer suplemento para garantir que seja seguro e apropriado.

12. Apoio Emocional e Psicológico:

Lidar com o câncer e seu tratamento pode afetar seu apetite e hábitos alimentares. Procure apoio emocional de profissionais de saúde, conselheiros ou grupos de apoio para enfrentar quaisquer desafios relacionados à nutrição.

13. Plano de dieta individualizado:

As necessidades nutricionais de cada paciente são únicas. Seu plano de dieta deve ser adaptado ao seu tratamento, efeitos colaterais e preferências pessoais.

A nutrição é um componente essencial do tratamento e recuperação do câncer de bexiga. Um corpo bem nutrido pode tolerar melhor o tratamento, controlar os efeitos colaterais e apoiar a saúde geral.

A comunicação regular com sua equipe de saúde e um nutricionista registrado pode ajudá-lo a fazer escolhas alimentares informadas e otimizar seu bem-estar nutricional durante a jornada do câncer de bexiga.

Exercício para pacientes com câncer de bexiga

Incorporar exercícios regulares na rotina de pacientes com câncer de bexiga pode ser um componente valioso de seus cuidados gerais. O exercício oferece inúmeros benefícios físicos e psicológicos que podem ajudar a melhorar a qualidade de vida durante e após o tratamento do câncer. Aqui está uma visão abrangente da importância do exercício para pacientes com câncer de bexiga, juntamente com alguns exemplos de exercícios:

Benefícios do exercício:

Bem-estar físico aprimorado:
O exercício regular pode ajudar a melhorar a resistência, a força muscular e a saúde cardiovascular, facilitando o gerenciamento das atividades diárias.

Melhor humor e saúde mental:

O exercício pode melhorar o humor, reduzir a ansiedade e a depressão e melhorar o bem-estar emocional geral, ajudando os pacientes a lidar com os desafios psicológicos do cancro da bexiga.

Gerenciamento da dor:

O exercício pode aliviar a dor, reduzir o desconforto causado pela cirurgia ou tratamento e melhorar a flexibilidade e a mobilidade articular.

Controle de peso:

Manter um peso saudável através de exercícios pode reduzir o risco de efeitos colaterais relacionados ao tratamento e contribuir para uma melhor saúde geral.

Função imunológica aprimorada:

A atividade física pode fortalecer o sistema imunológico, potencialmente auxiliando na recuperação e reduzindo o risco de infecção.

Níveis de energia aumentados:

O exercício pode neutralizar a fadiga, aumentar os níveis de energia e melhorar a vitalidade geral.

Melhor sono:

O exercício regular pode melhorar a qualidade do sono e ajudar a controlar os distúrbios do sono que podem acompanhar o tratamento do câncer.

Exemplos de exercícios para pacientes com câncer de bexiga:

Andando:

Uma atividade de baixo impacto adequada para a maioria dos níveis de condicionamento físico. Comece com caminhadas curtas e aumente progressivamente a duração à medida que sua resistência melhora.

Natação:

A natação é um exercício moderado para todo o corpo, bom para as articulações. A natação pode ajudar a melhorar a aptidão cardiovascular e o tônus muscular.

Ioga:

Yoga combina movimentos suaves, técnicas de alongamento e relaxamento. Pode ajudar na flexibilidade, redução do estresse e relaxamento.

Treinamento de resistência:

Usando faixas de resistência ou pesos leves, realize exercícios de força como levantamento de pernas, rosca bíceps e agachamentos para aumentar a força muscular.

Tai Chi:

Tai Chi é uma arte marcial lenta e fluida que melhora o equilíbrio, a flexibilidade e o relaxamento. É adequado para vários níveis de condicionamento físico.

Exercícios para o assoalho pélvico:

Os exercícios para o assoalho pélvico, como Kegels, podem ajudar a fortalecer os músculos pélvicos, que podem ser enfraquecidos pelo tratamento do câncer de bexiga.

Exercícios de respiração:

Os exercícios de respiração profunda podem reduzir o estresse e melhorar a capacidade pulmonar. Experimente técnicas de respiração diafragmática para relaxar.

Diretrizes de exercício:

- Consulte o seu médico antes de iniciar qualquer programa de exercícios, especialmente se você tiver preocupações ou limitações médicas específicas.

- Comece devagar e progrida gradualmente. Sempre preste

atenção ao seu corpo para evitar esforço excessivo. Conforme recomendado pelas recomendações de saúde, esforce-se para completar pelo menos 75 minutos de atividade intensa ou 150 minutos de exercício moderado por semana.

- Incorpore uma variedade de exercícios para promover o condicionamento físico geral, incluindo treinamento cardiovascular, de força, flexibilidade e equilíbrio.

- Mantenha-se hidratado e use roupas confortáveis e calçados adequados.

- Preste atenção às dicas do seu corpo. Se sentir dor, desconforto ou outros sintomas incomuns durante o exercício, pare e procure orientação médica.

O exercício pode ser uma ferramenta valiosa para pacientes com câncer de bexiga, apoiando seu bem-estar físico e emocional durante a jornada do câncer.

Ao trabalhar com prestadores de cuidados de saúde e incorporar atividades seguras e agradáveis na sua rotina, os pacientes podem aproveitar os benefícios do exercício para melhorar a saúde geral e uma melhor qualidade de vida.

Capítulo 7

Prevenção e redução de riscos

Embora o cancro da bexiga possa surgir de vários factores genéticos e ambientais, existem medidas que os indivíduos podem tomar para reduzir o risco e potencialmente prevenir o desenvolvimento desta doença.

Aqui está uma visão abrangente das estratégias de prevenção e redução de risco para câncer de bexiga:

1. Cessação do tabagismo:

O fator de risco conhecido mais significativo para o câncer de bexiga é o tabagismo. Parar de fumar ou evitar produtos de tabaco é a forma mais eficaz de reduzir o risco.

Apoio e recursos, como programas de cessação do tabagismo, estão disponíveis para ajudar os indivíduos a deixar de fumar.

2. Segurança Ocupacional:

Se você trabalha em indústrias associadas ao risco de câncer de bexiga, como as indústrias química, de tinturas ou de borracha, tome precauções rigorosas para minimizar a exposição a possíveis agentes cancerígenos. Siga os protocolos de segurança recomendados e use equipamentos de proteção.

3. Mantenha-se hidratado:

Manter uma boa hidratação bebendo muitos líquidos pode ajudar a diluir substâncias potencialmente nocivas na urina, reduzindo o seu contacto com o revestimento da bexiga.

4. Dieta e Nutrição:

Consuma dietas ricas em frutas e vegetais, grãos saudáveis e proteínas magras. Alimentos ricos em antioxidantes, vitaminas e minerais podem ajudar a proteger contra o câncer. Limite os alimentos processados e com alto teor de açúcar.

5. Qualidade da Água:

Esteja atento à qualidade da água que você bebe, principalmente se for proveniente de poço. Em áreas com potenciais contaminantes, considere testar a água e sistemas de filtragem para reduzir a exposição a substâncias nocivas.

6. Esteja atento aos medicamentos:

Certos medicamentos, como a pioglitazona (usada para diabetes tipo 2) e o ácido aristolóquico (um remédio fitoterápico), têm sido associados a um risco aumentado de câncer de bexiga. Consulte seu médico sobre as opções de medicamentos.

7. Atividade Física:

Pratique atividade física regular, pois pode ajudar a manter um peso saudável, estimular o sistema imunológico e reduzir o risco de vários tipos de câncer, incluindo o câncer de bexiga.

8. Limite a exposição a produtos químicos nocivos:

Tenha cuidado ao manusear ou usar produtos químicos em casa. Armazene e descarte adequadamente os produtos químicos domésticos e evite exposição desnecessária.

9. Check-ups anuais:

Siga as recomendações do seu médico para exames e exames médicos regulares.
A detecção e intervenção precoces podem ser cruciais no tratamento do câncer de bexiga.

10. Trate prontamente infecções da bexiga:

Se você tiver infecções recorrentes da bexiga ou do trato urinário (ITU), procure tratamento imediato para reduzir o risco de irritação crônica da bexiga, que pode estar associada ao câncer de bexiga.

11. Mantenha um estilo de vida saudável:

Desenvolva um estilo de vida saudável que inclua exercícios consistentes, redução do estresse e sono suficiente.

Uma abordagem equilibrada e abrangente da saúde pode contribuir para a redução do risco de cancro.

É essencial notar que embora estas estratégias possam reduzir o risco de cancro da bexiga, não garantem a prevenção. O câncer de bexiga ainda pode ocorrer em indivíduos que seguem todas as medidas preventivas.

Portanto, manter-se informado sobre a sua saúde, procurar cuidados médicos regulares e discutir os seus factores de risco com um profissional de saúde são passos essenciais para gerir a sua saúde e reduzir o risco de cancro da bexiga.

Prognóstico e Sobrevivência

O prognóstico para pacientes com câncer de bexiga pode variar amplamente, dependendo de vários fatores, incluindo o estágio e o grau do câncer, o tipo de tratamento recebido e as características individuais do paciente.

As informações prognósticas ajudam os profissionais de saúde e os pacientes a compreender o curso provável da doença e a planejar o tratamento adequado e os cuidados de acompanhamento.

1. Estágio do câncer de bexiga:

Um dos fatores mais significativos que influenciam o prognóstico é o estágio do câncer de bexiga no momento do diagnóstico. O câncer de bexiga é estadiado de 0 a IV, com estágios mais baixos indicando câncer confinado ao revestimento da bexiga e estágios mais altos indicando doença mais extensa.

2. Grau de câncer de bexiga:

O grau do câncer de bexiga é determinado pela aparência das células cancerígenas ao microscópio. Os cânceres de baixo grau tendem a crescer mais lentamente e têm um prognóstico melhor em comparação com os cânceres de alto grau mais agressivos.

3. Tamanho e número do tumor:

O tamanho e o número de tumores na bexiga também podem afetar o prognóstico. Tumores menores e solitários podem ser mais fáceis de tratar e ter uma perspectiva mais favorável do que tumores múltiplos ou maiores.

4. Tipo de câncer de bexiga:

O tipo específico de câncer de bexiga, como carcinoma urotelial (carcinoma de células transicionais), carcinoma de células escamosas, adenocarcinoma ou carcinoma de pequenas células, pode afetar o prognóstico. O carcinoma urotelial é o mais comum e geralmente apresenta melhores resultados.

5. Envolvimento dos linfonodos:

A presença de câncer em gânglios linfáticos próximos está associada a um pior prognóstico, pois indica o potencial de o câncer se espalhar para outras partes do corpo.

6. Metástase:

O câncer de bexiga que se espalhou (metástase) para órgãos distantes, como pulmões, fígado ou ossos, geralmente está associado a um prognóstico menos favorável.

7. Resposta ao Tratamento:

A resposta de um paciente ao tratamento, incluindo cirurgia, quimioterapia, radioterapia, imunoterapia ou terapia direcionada, pode afetar significativamente o prognóstico.

A remissão completa ou o controle eficaz da doença geralmente levam a melhores resultados.

Taxas de sobrevivência:

As taxas de sobrevivência do câncer de bexiga são normalmente relatadas como taxas de sobrevivência de cinco anos, que indicam a porcentagem de pacientes que estão vivos cinco anos após o diagnóstico.

As taxas de sobrevivência são estimativas generalizadas e podem variar amplamente entre os indivíduos.

Sobrevivência geral: A taxa de sobrevivência global em cinco anos para o cancro da bexiga é de cerca de 77%. No entanto, este valor muda muito dependendo das condições descritas acima. Por exemplo:

- Pacientes com câncer de bexiga localizado (estágio I) têm uma taxa de sobrevida em cinco anos de aproximadamente 95%.

- Aqueles com câncer de bexiga regional (estágio II e III) têm uma taxa de sobrevivência em cinco anos de cerca de 70%.

- Indivíduos com câncer de bexiga distante (estágio IV) têm uma taxa de sobrevivência em cinco anos de aproximadamente 5%.

É importante lembrar que as taxas de sobrevivência são médias históricas e não predizem o resultado para nenhum indivíduo específico. Os avanços no diagnóstico e nas opções de tratamento, bem como a investigação em curso, continuam a melhorar as perspectivas dos doentes com cancro da bexiga.

O diagnóstico oportuno, o tratamento adequado e o acompanhamento contínuo são componentes essenciais no tratamento do câncer de bexiga e na obtenção do melhor prognóstico possível para cada paciente.

Os pacientes são incentivados a discutir detalhadamente seu prognóstico e opções de tratamento com sua equipe de saúde para tomar decisões informadas sobre seus cuidados.

Capítulo 8

eu vivendo com câncer de bexiga

Um diagnóstico de cancro da bexiga pode alterar a vida, mas com o apoio e as estratégias adequadas, os indivíduos podem levar uma vida plena e, ao mesmo tempo, gerir os desafios associados à doença. Aqui está um guia sobre como viver com câncer de bexiga:

1. Educação e Informação:

O conhecimento é fortalecedor. Reserve um tempo para aprender sobre seu tipo e estágio específicos de câncer de bexiga, opções de tratamento e possíveis efeitos colaterais. Entenda os objetivos do seu plano de tratamento e o que esperar durante e após o tratamento.

2. Construa uma rede de apoio:

Compartilhe seu diagnóstico com seus entes queridos e envolva-os em sua jornada. Uma forte rede de apoio de familiares e amigos pode fornecer apoio emocional, prático e psicológico.

3. Comunique-se com a equipe de saúde:

Mantenha uma comunicação aberta e honesta com seus profissionais médicos. Discuta imediatamente suas preocupações, sintomas e efeitos colaterais relacionados ao tratamento.

Consultas de acompanhamento agendadas regularmente são essenciais para monitorar sua saúde.

4. Bem-estar emocional:

Lidar com o câncer pode evocar uma série de emoções, incluindo medo, ansiedade e depressão.
Procure aconselhamento profissional ou grupos de apoio para ajudar a controlar esses sentimentos e melhorar seu bem-estar mental.

5. Nutrição e Exercício:

Mantenha uma dieta nutritiva rica em frutas e vegetais, carnes magras e grãos integrais. Pratique atividades físicas regulares dentro de sua capacidade para melhorar os níveis de energia e a saúde geral.

6. Gerenciar efeitos colaterais:

Entenda os possíveis efeitos colaterais do seu tratamento e como gerenciá-los de forma eficaz.

Trabalhe em estreita colaboração com sua equipe de saúde para tratar a dor, náusea, fadiga ou outros sintomas.

7. Saúde da bexiga:

Se você fizer uma cistectomia parcial ou total (remoção da bexiga), aprenda como gerenciar as opções de derivação urinária, como conduto ileal, neobexiga ou reservatório urinário continente. Uma enfermeira especialista em continência pode fornecer orientação.

8. Estratégias de enfrentamento:

Desenvolva estratégias de enfrentamento para lidar com os desafios físicos e emocionais que possam surgir. Meditação, técnicas de relaxamento e atenção plena podem ser úteis.

9. Autocuidado:

Priorize o autocuidado e a redução do estresse. Isso inclui descansar adequadamente, manter uma rotina e participar de atividades que tragam alegria e relaxamento.

10. Monitoramento Regular:

Continue com exames regulares, mesmo após o término do tratamento. A detecção precoce da recorrência é essencial para um manejo eficaz.

11. Advocacia e Educação:

Considere tornar-se um defensor da conscientização e pesquisa sobre o câncer de bexiga. As suas experiências podem ajudar a aumentar a consciencialização e o apoio a outras pessoas que enfrentam a doença.

12. Considerações Financeiras e Práticas:

Esteja ciente dos aspectos financeiros e práticos de viver com cancro, tais como cobertura de seguro, emprego e acesso a serviços de apoio. Assistentes sociais e navegadores de pacientes podem oferecer assistência.

13. Ensaios Clínicos:

Informe-se sobre ensaios clínicos que possam oferecer tratamentos ou terapias inovadoras. A participação em ensaios pode contribuir para avanços na investigação do cancro da bexiga.

14. Qualidade de Vida:

Concentre-se em melhorar sua qualidade de vida geral. Participe de atividades que você goste, cultive seus relacionamentos e estabeleça metas realistas para o futuro.

Viver com cancro da bexiga requer resiliência, adaptabilidade e autocuidado contínuo. Ao gerir proativamente a sua saúde, procurar apoio e manter-se informado, pode levar uma vida plena enquanto enfrenta os desafios do cancro da bexiga.

Lembre-se de que a jornada de cada pessoa é única e não existe uma abordagem única para viver com câncer. Sua equipe de saúde, rede de apoio e determinação pessoal são ativos inestimáveis nesta jornada.

Conclusão

Quero enfatizar que o conhecimento é uma ferramenta poderosa na luta contra o cancro da bexiga. Este guia fornece muitas informações, desde a compreensão dos fatores de risco até a navegação nas opções de tratamento e muito mais.

Lembre-se de que o câncer de bexiga, como qualquer adversário formidável, pode ser enfrentado de frente com coragem, determinação e uma comunidade de apoio ao seu lado. Você não está sozinho nesta jornada; você tem a força dentro de você e os recursos disponíveis para enfrentar os desafios que estão por vir.

Embora o caminho possa ser desafiador, também está repleto de oportunidades de esperança, resiliência e triunfo. Todos os dias, os avanços da ciência médica trazem novas possibilidades de diagnóstico e tratamento. Todos os dias, indivíduos que vivem com cancro da bexiga demonstram uma resiliência extraordinária, inspirando outros com as suas histórias de sobrevivência e perseverança.

À medida que você avança, mantenha o conhecimento adquirido neste guia em seu coração. Use-o para tomar decisões informadas, defender sua saúde e inspirar esperança em você e nas pessoas ao seu redor.

A jornada pela frente pode ter altos e baixos, mas saiba que você tem força para enfrentar cada desafio com coragem e graça. Sua determinação e o apoio de seus entes queridos iluminarão o caminho.

Lembre-se, este não é apenas um guia; é uma prova da sua resiliência e do seu compromisso com um futuro mais saudável e brilhante. Sua jornada com o câncer de bexiga é única e sua história ainda está sendo escrita. Que seja uma história de força, esperança e triunfo.

A cada passo que você der, você encontrará força e inspiração para viver a vida ao máximo, abraçando cada dia como um presente precioso.

Juntos, continuamos a avançar na luta contra o cancro da bexiga, trabalhando para um futuro onde esta doença seja apenas uma memória.

Mantenha-se forte, tenha esperança e siga em frente. Sua jornada é uma prova do poder do espírito humano e você é o autor de sua própria história.

Apreciação

Prezados Clientes,

Gostaríamos de expressar nossa sincera gratidão por escolher nosso livro e nos confiar seu tempo. Seu apoio inabalável e feedback perspicaz são muito apreciados.

Agradecemos sinceramente sua ajuda no envio de uma avaliação honesta, à medida que nos esforçamos continuamente para melhorar nosso trabalho e produzir informações impactantes.

Suas resenhas são extremamente valiosas não apenas para nós, como autores, mas também para possíveis leitores em busca de informações.

Respeitamos sinceramente suas opiniões e comentários, quer você tenha achado nosso livro incrível ou acredite que houve falhas. Seu feedback é uma fonte contínua de inspiração para desenvolvermos histórias que sejam verdadeiramente significativas para você.

Agradeceríamos se você dedicasse alguns minutos para deixar uma crítica na Amazon, pois suas palavras têm o potencial de impactar dramaticamente o sucesso e o alcance de nosso livro, permitindo que ele alcance um público maior.

Lembre-se de que sua revisão não precisa ser longa ou complicada. Simplesmente expressar suas idéias honestas, enfatizar aspectos que estão relacionados a você ou sublinhar componentes notáveis seria bastante benéfico.

Queremos agradecer novamente por fazer parte de nossa jornada como autores. Valorizamos tremendamente seu apoio e participação contínuos. Estamos ansiosos para ler suas avaliações e crescer junto com você.

Atenciosamente,